TRAITÉ
DES
PROPRIETEZ ET VERTUS DES EAUX MINERALLES, BOUËS ET BAINS DE BOURBONNE LES BAINS,

Proche Langres en Champagne.

DIVISE' EN IV. PARTIE.

Dedié à Monſeigneur le Marquis de MAILLEBOIS.

Composé par NICOLAS JUY, M. Chimiſte demeurant à Bourbonne.

A TROYES,
Chez JEAN OUDOT, Imprimeur & Libraire, ruë du Temple. 1728.

Avec Approbation & Permiſſion Royale.

A MONSEIGNEUR,

MONSEIGNEUR le Marquis de Maillebois, Chevalier de l'Ordre du S. Esprit, Marechal des Camps & Armées du Roi, son Lieutenant en Languedoc, Gouverneur de S. Omer, & Maître de la Garde-Robe de Sa Majesté.

MONSEIGNEUR,

Quelque desir que j'aye eu de travailler pour l'utilité publique, en donnant ce Traité abregé des proprietez des Eaux de Bourbonne; j'ai toûjours crû avec raison avoir besoin d'un Protecteur, qui par son merite personnel donnât un nouveau jour à ce petit Ouvrage. Il n'en pouvoit recevoir de plus brillant ni de plus glorieux que du nom respectable de votre GRANDEUR. L'Illustre Ministre Feu MONSEIGNEUR votre Pere a afermi la réputation de ces Eaux : Sa constante protection pour Bourbonne a procuré à cette Ville devant & après son Incendie, des graces & des exemtions extraordinaires, qui ont conservé & attiré en cette Ville plusieurs Bourgeois, qui se sont trouvés en état de présenter leurs services aux Officiers, soldats & autres personnes qui venoient chercher leur guérison à nos Bains. Ses soins & sa tendresse sont encore allés plus loin ; pour donner une plus grande commodité aux étrangers de frequenter les Bains de Bourbonne, il a rendu les abords faciles à pratiquer, quelque difficiles qu'ils eussent toûjours paru. Sa charité pour les pauvres lui fit prendre le dessein d'y faire bâtir un Hôpital militaire & général; & il auroit executé un si pieux projet, s'il n'eût été arrêté par la mort du Feu Roi.

Tous ces bienfaits dont la mémoire nous est si chere, cette tendresse si généreuse & si desinteresée, que vous conservez, MONSEIGNEUR, pour Bourbonne, & que vous avez heritée d'un Pére distingué par tant de tîtres, justifie suffisamment la liberté que je prends d'adresser à votre GRANDEUR ce petit Ouvrage, comme le tribut de la reconnoissance que je partage avec tous mes compatriotes.

Je pourois ici, MONSEIGNEUR, m'étendre sur vos qualitez personnelles, sur les graces de votre esprit, sur les inclinations bienfaisantes de votre cœur, sur cette sagesse, sur cette intrépidité, qui dans votre jeunesse même vous ont acquis l'estime & la confiance de LOUIS LE GRAND, & de notre Auguste MONARQUE, qui reconnoît votre merite; les services qu'ont rendu à l'Etat feu MONSEIGNEUR le Maréchal votre Beau-pere, & Feu MONSEIGNEUR votre Pére: Mais votre Nom suffit pour vous faire entierement connoître; & je ne cherche ici que l'occasion de donner au Public des marques du très-profond respect avec lequel j'ai l'honneur d'être de votre GRANDEUR.

MONSEIGNEUR,

Le très-humble & très-obéïssant serviteur N. JUY, M. Chimiste à Bourbonne les Bains,

PRE'FACE.

DIEU en créant la Terre, l'enrichit par une bonté admirable d'une infinité de simples, neceßaires à la conservation de l'Homme, & dont il donna la connoiſſance à Adam ; qui par ſa chûte perdit lui-même, & fit perdre à ſa posterité l'avantage de les connoître par infusion. Dieu pourvût néanmoins dans la suite des tems aux beſoins de l'Homme, en donnant à Salomon la connoiſſance d'une grande partie des végétaux & mineraux ; mais lorſque ce grand Roi fut mort, toutes ſes belles connoißances furent enſevelies avec lui : & dès-lors tous les Auteurs anciens & modernes, ont donné tous leurs ſoins pour faire de nouvelles découvertes, mais avec beaucoup d'incertitude ; cependant il eſt bien vray qu'il n'y a point, ou peu de maladies, qui n'ait ſon remede, & c'eſt le point fixe ſur lequel tout Medecin doit d'abord s'arrêter : Ce n'eſt pas un petit embarras que de le découvrir ; on ne doit rien negliger pour y parvenir : Avant que de conſeiller des remedes aux malades, un Medecin qui a de l'honneur, doit re-

chercher cette connoiſſance avec exactitude : Si on connoiſſoit la cauſe des maladies & les remedes qui leurs conviennent, on les guériroit plus facilement, il y a certainement des remedes ſi ſpecifiques pour guérir une infinité de maladies, qu'il n'eſt pas permis d'en douter un moment : Telle eſt la Fontaine mineralle d'Eau chaude de Bourbonne les Bains, à ſix lieuës de Langres en Champagne ; mais pour avoir une connoiſſance parfaite de ces Eaux, & en dire ſon ſentiment, il eſt neceſſaire d'avoir fait pluſieurs experiences par le moyen de la Chymie, & avoir examiné les maladies les plus inveterées, pour les pouvoir guérir par l'uſage de ces mêmes Eaux ; c'eſt ce qui m'a obligé de m'y appliquer plus qu'aucun autre ; mais plus par pratique que par théorie Je regarde la Source de Bourbonne plus miraculeuſe que la Piſcine de l'ancien Teſtament : Cet Eau remüée par l'Ange ne faiſoit ſon éfet qu'à la ſeule premiere perſonne qui y deſcendoit, au lieu que celle-ci opere les ſiens à tous, ſans diſtinction d'âge ni de ſexe & en tout tems.

Cette même Source eſt d'ancienneté à n'en pouvoir découvrir les commencemens, que par la cauſe général qui produit toutes les Sources de la terre, avec difference neanmoins

moins de qualitez. Tout ce que l'on peut dire de plus certain sur l'ancienne renommée de ces Eaux, est que du tems des Romains elles étoient recherchées; ce qui le dénote à n'en pouvoir douter, est l'Inscription latine qui se voit à un mur du Château de ce Lieu, telle qu'elle est figurée ici, & dont on trouvera l'explication en François ci-après, qui commence par ces mots: Caïus Jatinius, &c.

BORVONI T
MONAE C IA
TINIVS RO
MANVS IN
G PROSALV
E COCILIAE

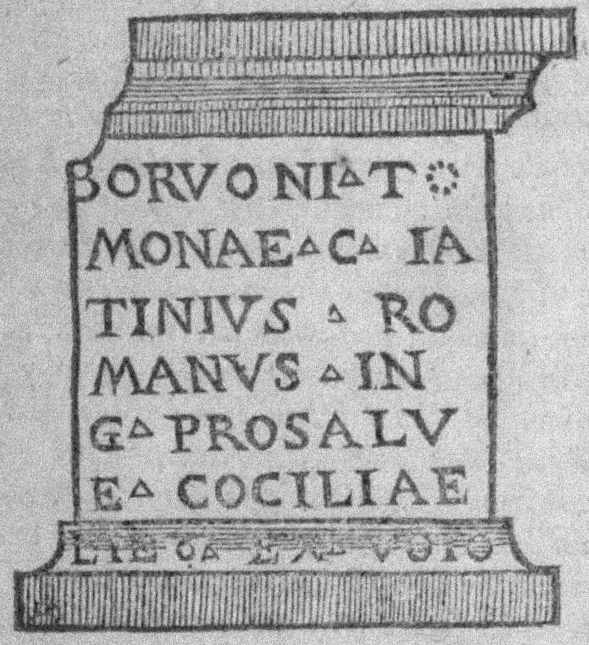

Dans ce tems les Romains faisoient travailler leurs troupes au rétablissement des

grands chemins, & comme Bourbonne est situé entre deux Villes très-considerables Besançon & Langres, ils firent aussi travailler au rétablissement des Fontaines & des Bains, & particulierement à construire un Reservoir qui est éloigné de la grande Source d'environ cent pas, où il se trouve quantité de petites Sources aussi chaudes que celles de la grande : Ils en firent un beau Bain dans lequel Caïus Jatinius, pour lors Patrice, y fit baigner sa Fille nommée Cocilie, qui étoit très-incommodée, laquelle fut guérie : C'est pour cela que ce Reservoir a toûjours porté le nom de Patrice. Depuis ces tems-là ces Eaux n'ont point été négligées ; de sorte qu'on y voit venir régulierement tous les Printems & les Automnes de chaque année, un nombre infini de personnes de tout sexe, de tout âge & de toute condition, pour y recevoir la santé : En éfet l'usage de ces Eaux, soit en Boisson soit en Bain avec une bonne méthode fait des éfets si merveilleux & si surprenans qu'il semble tenir du prodige : le Lecteur de ces Observations en sera convaincu par les belles guérisons qu'il y rémarquera ; c'est pourquoi je crois ce petit Ouvrage necessaire au Public, pour lui faire connoître un remede *qui est inconnu de la plûpart & dont ils pourront recevoir la santé : j'espere aussi qu'à l'avenir on y verra venir plus grand nombre de malades, & que Messieurs les Medecins ne manqueront pas de leur conseiller un si bon remede : On supp'ie ces Messieurs de les y envoyer d'abord ; car souvent il nous vient des sujets entierement exteniiez, qui sont plus près de la mort, qu'en état de recevoir du soulagement ; on est souvent obligé de renvoyer ces malades à leur arrivée, ou bien ils restent long-tems sur les lieux sans pouvoir user de nos Eaux, & s'il arive que quelques malades meurent ici, on n'attribuë point la cause de leur mort à leur grand âge, ni à leur maladie trop inveterée, ou trop violente ; mais à nos Eaux, quand même ils n'en auroient pas goûté.*

Afin que chacun en puisse profiter, j'ay jugé à propos de donner autant qu'il m'a été possible la connoissance des vertus & proprietez desdites Eaux dans ce petit Traité, que j'ai divisé en quatre Parties.

Dans la premiere j'expliquerai les maladies ausquelles ces Eaux sont propres & convenables ;

Dans la seconde, les maladies ausquelles elles sont contraires.

Dans la troisiéme, je traiterai des Mineraux qui les composent & qui les rendent chaudes.

Et dans la quatriéme, je donnerai la Liste des belles guérisons arrivées de mon tems.

[L'Auteur ne doute nullement que son Ouvrage ne soit censuré, par le défaut d'une énonciation plus correcte & mieux suivie, ne s'étant attaché particulierement qu'à ce qui regarde son Etat, & à bien faire connoître le mérite des Eaux de Bourbonne, & plus par un zéle pour le Public que par interrêt.]

APPROBATION.

JE soussigné Docteur-Regent de la Faculté de Medecine de Paris, Lecteur & Professeur Royal en Medecine, & Censeur Royal des Livres, ai lû par ordre de Monseigneur le Garde des Sceaux, ce Manuscrit intitulé: *Traité des proprietez des Eaux minerales, Boües & Bains de Bourbonne les Bains, &c.* & je n'y ai rien trouvé qui en puisse empêcher l'impression. Fait à Paris ce Mardi 2. Décembre, mil sept cens vingt-sept.

ANDRY.

PERMISSION ROYALE.

LOUIS par la grace de Dieu, Roi de France & de Navarre; à nos Amez & Feaux Conseillers, les Gens tenans nous Cours de Parlement, Maîtres des Requêtes ordinaires de nôtre Hôtel, Grand Conseil, Prevôt de Paris, Ballifs, Sénéchaux, leurs Lieutenans Civils, & autres nos Justiciers qu'il appartiendra: SALUT, nôtre bien-amé NICOLAS JUY; Nous ayant fait supplier de lui accorder nos Lettres de Permission pour l'impression d'un *Traité des proprietez & vertus des Eaux minerales, Boües & Bains de Bourbonne*, par ledit NICOLAS JUY, offrant pour cet éfet de le faire imprimer en bon papier & beaux caractères, suivant la feüille imprimée & attachée pour modelle sous le contre-Scel des Presentes : Nous lui avons permis & permettons par ces Présentes de faire imprimer ledit *Tratié* ci-dessus exposé conjointement ou séparement, & autant de fois que bon lui semblera, sur papier & carractéres conformes à ladite feüille imprimée & attachée pour modele à nôtredit contre-Scel, & de le vendre, faire vendre & débiter par tout nôtre Royaume, pendant le tems de trois années consecutives, à compter du jour de la date desdites Presentes : Faisons défenses à tous Libraires-Imprimeurs & autres personnes de quelque qualité & condition qu'elles soient d'en introduire d'impression étrangere dans aucun lieu de nôtre obéïssance : A la charge que ces Presentes seront enregistrés tout au long sur le Registre de la Communauté des Libraires-Imprimeurs de Paris, dans trois mois de la datte d'icelle ; que l'Impression de ce Livre sera faite dans nôtre Royaume & non ailleurs, & que l'Impetrant le conformera en tout aux Reglemens de la Librairie, & notamment à celui du dixiéme Avril 1725. & qu'avant que de l'exposer en vente, le Manuscrit ou Imprimé, qui aura servi de Copie à l'impression dudit Livre sera remis dans le même état où l'Approbation y aura été donnée, és mains de nôtre très-cher & féal Chevalier Garde des Sceaux de France, le sieur CHAUVELIN, & qu'il en sera ensuite remis deux Exemplaires dans nôtre Bibliothéque publique, un dans celle de nôtre Château du Louvre, & un dans celle de nôtre très-cher & féal Chevalier Garde des Sceaux de France, le sieur

CHAUVELIN; le tout à peine de nullité des Presentes: Du contenu desquelles vous mandons & enjoignons de faire joüir l'Exposant ou ses Ayans-cause, pleinement & paisiblement, sans souffrir qu'il leur soit fait aucun trouble ou empêchement. Voulons qu'à la Copie desdites Presentes, qui sera imprimée tout au long au commencement ou à la fin dudit Livre, foi soit ajoûtée comme à l'Original. Commandons au premier nôtre Huissier ou Sergent de faire pour l'execution d'icelles, tous Actes requis & necessaires, sans demander autre permission, & nonobstant Clameur de Haro, Chartes Normandes & Lettres à ce contraire: Car tel est nôtre plaisir. DONNE' à Paris le douziéme jour du mois de Decembre, l'an de Grace, mil sept cens vingt-sept, & de nôtre Regne le douziéme. Par le Roi en son Conseil.

DE SAINT-HILAIRE.

Registré sur le Registre VII. de la Chambre Royale & Syndicale de la Librairie & Imprimerie de Paris, N°. 35. Fol. 33. conformément au Réglement de 1723. Qui fait défense Article IV. à toutes personnes de quelque qualité & condition qu'elles soient, autres que les Libraires & Imprimeurs de vendre, débiter & faire afficher aucuns Livres pour les vendre en leurs noms, soit qu'ils s'en disent les Auteurs, ou autrement, & à la charge de fournir les Exemplaires prescrits par l'Article CVIII. du même Réglement. A Paris le 23. Décembre, mil sept cens vingt-sept.

BRUNET, Syndic.

PERMISSION.

VEu la presente Requête, & le Privilege obtenu par le Supliant, le 12 Décembre 1727. signé par le Roi en son Conseil, de SAINT HILAIRE, enregistré sur le Livre de la Communauté des Libraires-Imprimeurs de Paris, le 23 du même mois. Je n'empêche pour le Roi le Livre intitulé, *Traité des proprietez & vertus des Eaux, Boües & Bains de Bourbonne*, être imprimé, vendu & debité; à la charge par ledit Suppliant de se conformer audit Privilege, & aux Ordonnances & Reglemens sur le fait de la Librairie & Imprimerie, sous les peines y portées. A Troyes ce douze Janvier mil sept cens vingt-huit.

MOTET.

SOit fait ainsi qu'il est requis & permis à JEAN OUDOT Imprimeur, d'imprimer le Livre intitulé, *Traité des proprietez & vertus des Eaux, Boües & Bains de Bourbonne*, pour être par lui vendu & debité; à la charge de par ledit OUDOT de se conformer audit Privilege & aux Ordonnances & Reglemens sur le fait de la Librairie & Imprimerie, sous les peines y portées. A Troyes ce 13. Janvier, mil sept cens vingt-huit.

ANGENOUST de Villechetif.

TRAITE.

TRAITÉ DES PROPRIETEZ ET VERTUS DES EAUX MINERALLES, BOUES ET BAINS DE BOURBONNE

PREMIERE PARTIE.

Maladies ausquelles ces Eaux sont propres.

LES Eaux de la Fontaine minerale de Bourbonne les Bains tirent leur qualité des mines de soulphre de Mars, de Nitre & de Sel fossile ou gemmé, & dont elles se chargent en se filtrant par les terres où elles passent: ce sont aussi ces mineraux qui leur donnent un sixiéme degré de chaleur à la source ; ces eaux sont claires, legeres & fort aisées à prendre, & si sensiblement pénétrantes, que l'on voit souvent des personnes qui sont difficiles à émouvoir en prendre jusqu'à soixante & quatre-vingt verres dans une matinée sans en être aucunement gonflées.

Ces mêmes eaux sont excellentes pour lever toutes sortes d'obstructions en quelques parties qu'elles soient, parce qu'étant très-volatiles & sulfureuses, elles ouvrent, fondent & pénétrent insensiblement : c'est pourquoi elles ne sont pas plûtôt descenduës dans l'estomach qu'elles sont distribuées dans toutes les Parties du corps, où elles purifient le sang, lui donnent de la fluidité & facilitent la circulation; elles sont très-aperitives, laxatives & diaphoretiques; car elles évacuent les humeurs par les selles, par les urines & par la transpiration. Ces eaux étant prises methodiquement guérissent plusieurs douleurs de tête, en faisant transpirer les humeurs qui les entretienent.

On employe aussi les Bains, & la Douche quand on les juge necessaires ſur la nuque du cou, pour faire tranſpirer la tête; car ſouvent les rhumatiſmes arrêtés à la tête cauſent de grandes douleurs ; pour lors on y donne la petite Douche, ce qui fait des merveilles, comme je le ferai voir au IV. Chapitre de mes experiences.

Ces eaux guériſſent pluſieurs maux de poitrine venant des cauſes froides, comme celle d'une pituite, qui dégorgeant des glandes du goſier, embaraſſe la poitrine & cauſe une difficulté de reſpirer; ces eaux fondent cette pituite, la font ſortir par expectoration, dégagent la poitrine & la retabliſſent: Je parlerai au ſecond Article des maux de poitrine auſquels elles ne conviennent pas.

Ces eaux ſont excellentes pour les maux d'eſtomach qui ſont en grand nombre, la plûpart viennent des obſtructions, des glaires & de la bile qui cauſe ſouvent des coliques d'eſtomach, des vomiſſemens continuels, des douleurs très-vives, des inquiétudes, du dégoût, des indigeſtions, des crudités, des aigreurs, des ſincopes; tout cela arrive par le vice de la digeſtion.

Ces eaux comme j'ai déja dit, ne sont pas plûtôt avalées qu'elles fondent, dissolvent & entrainent insensiblement par les voyes d'enbas les mauvaises humeurs & dissipent toutes ces incommodités : ensuite elles fortifient l'estomach, le raniment, rafermissent les fibres trop relâchés, facilitent la digestion des alimens, rétablissent l'apetit, qui est un signe, comme certain de la guérison, comme je le ferai voir au IV. Article.

Elles font des merveilles pour desopiler le foye, la rate, & autres parties obstruées nommées Cirrhe, où n'y a point d'inflamation ni fiévre.

Elles calment les coliques d'estomach & des intestins incontinent après qu'on en a bû trois ou quatre verres, & en les continuant elles enlevent les causes de ces maladies, la plûpart sont produites par des obstructions & des glaires retenües dans les cellules des gros intestins : Ces glaires fermentant causent des vents qu'on appelle colique venteuse.

Ces eaux remedient encore à la colique nephrétique, qui est causée par des sables, graviers, glaires & autres corps étrangers retenus dans le reservoirs des reins; ces eaux étant fondantes par leur qualité diuretiques & laxatives; évacuent sans aucune violence les causes de cette maladie.

Elles guerissent même ceux dans qui la pierre commence à se former, parce que les sels de ces eaux fondent & entraînent insensiblement la matiere crasse qui la forme.

Elles guérissent ceux qui sont atteints de la strangurie, qui est une maladie dans laquelle l'urine tombe goute-à-goute avec douleur, & excite une continuelle envie d'uriner, semblable à celle de ceux qui sont attaqués de la pierre; la cause de ces maux provient des glaires retenuës dans les reins & la vessie ou qui ne peuvent passer dans les vreteres: Souvent l'acrimonie de l'urine qui y domine, corode les passages, & y forme des ulceres; ces eaux fondent ces glaires & les dissipent; de façon qu'on a vû des personnes rendre quantité de ces glaires, sables, & graviers & ensuite être gueries.

Elles sont bonnes pour ceux qui sont travaillez d'une faim excessive, parce qu'étant purgatives, elles détruisent l'acide trop actif qui piquotte les membranes de l'estomach, elles remedient encore à la dépravation du goût.

Elles guérissent la jaunisse & les pâles-couleurs, parce que ces maladies ne sont causées que par la bile qui ne peut couler ni se filtrer, le foye étant embarrassé par les obstructions qu'elle y forme; de sorte que la bile s'épanche.

Ces deux maladies ne different que du plus ou du moins des obstructions qui en sont les causes premieres, les eaux fondant & desopilant guérissent avec l'aide de quelques tisannes que l'on prend pendant la journée lorsque l'on boit ces eaux.

Elles conviennent pour les fleurs-blanches; elles rectifient les évacuations du sexe.

Parmi les merveilles qu'elles operent, l'on ne doit pas ometre qu'elles ont la faculté de procurer aux femmes qui se croyent sterilles une abondante & heureuse fecondité, parce ces eaux dégageant les fibres trop resserrées ou relâchées de la matrice, elles purgent la trop grande humidité qui s'y rencontre, la netoyent & la debarrassent, ce qu'on verra à la fin du IV. Article. Elles dissipent aussi les Squires qui s'y trouvent; elles sont très-bonnes pour la diarhée & autres cours de ventre, même pour le flux hépatique, causé par des glaires, parce qu'elles en purgent les causes : les experiences en sont certaines.

Elles sont bonnes contre les constipations, même des femmes enceintes, en quelque tems qu'elles soient de leur grossesse, & mêmes les femmes de ce Païs en prennent & se baignent jusqu'au jour de leur accouchement & s'en trouvent bien.

Elles soulagent incontinent ceux qui sont tourmentez d'une soif excessive, soit qu'elle vienne des Bains pris trop chauds ou qu'elle soit occasionnée par d'autres causes.

Elles diminuent considerablement l'abondance de graisse & le trop d'enbompoint ou repletion, c'est ce que je ferai voir au IV. Article. Elles sont merveilleuses pour les asthmatiques, on les y voit venir de toutes parts.

Les paralytiques y viennent de tous côtés, & c'est bien penser que de recourir à ce remede; puisqu'il n'est pas permis de dire qu'il s'en puisse trouver de plus specifique ni de plus sûr, & l'on doit dire de cette maladie, qu'elle ne peut être guérie que par les remedes volatils & sulphurez; parce qu'ils ouvrent, pénétrent, & desopilent & raniment: Or les eaux de Bourbonne ont toutes ces vertus, puisque les guérisons y sont si fréquentes; il ne faut pas s'étonner s'il y en a qui reçoivent leur guérison sur les lieux, & qu'il y en ait d'autres qui soient obligez d'y revenir deux ou trois Saisons de suite; ceux à qui la paralysie n'est pas parfaite y sont souvent guéris, aussi bien que ceux qui y viennent incontinent après que le mal leur est arrivé; d'ailleurs la diversité des temperamens, des âges & la methode de se servir de ces eaux y fait beaucoup.

Les rhumatismes, qui sont des maladies bien communes & très-incommodes, puisqu'elles ne donnent point ou peu de repos aux malades, y sont aussi

aussi guéris : Il y en a des supportables & des insuportables, c'est suivant l'abondance de l'acide qui se trouve mêlé parmi les serosités qui se sont separées du sang ; & qui se glissent dans les articles, parties musculeuses & nerveuses. La boisson des eaux minerales purge par les scelles, les urines, & par la transpiration, évacuent les humeurs, les adoucit & donne de la fluidité au sang, & les Bains qu'on prend fondent les humeurs aussi bien que la Douche qui les fait transpirer ; ensuite les parties se fortifient & la guérison arrive seurement, ce qu'on verra au IV. Article.

La sciatique est aussi un mal bien douloureux, dont les causes ne different en rien de celles du rhumatisme, sinon que celles-ci s'arrêtent à la hanche; souvent ces parties s'affoiblissent, s'amaigrissent & ne prennent point de nourriture, & on est obligé de prendre des bequilles ou bâtons : cette maladie se guérit comme les rhumatismes à force de Bains & de Douches. On ne peut fixer le terme qu'il faut emploïer pour le sejour que l'on doit faire ſur les lieux pour obtenir la guériſon, y ayant de ces maux trés-opiniâtres.

Il y a encore des dépôt d'humeurs qui s'arrêtent en pluſieurs endroits & nottamment aux genoüils & aux pieds, &empêchent de marcher, que nous appellons fluxions periodiques. De même ceux qui ont des entorſes mal pansées & negligées y trouvent auſſi leur guériſon : Enfin toutes les humeurs froides s'y diſſiperont, les tumeurs qu'on appelle écroüelles en quelques parties qu'elles ſoyent, qu'elles fluent ou qu'elles ne fluent pas y trouverront leur remede très-ſûrement, je le ferai voir dans mes experiences ; j'y ai ajoûté quelquefois de mes remedes.

Ceux qui ont des ulceres aux jambes ou ailleurs y ſeront gueris, on le verra au IV. Article : les loupes y ſeront auſſi diſſipées par les Bains & la Douche.

Ces eaux ſont employées utilement pour les coups de feu & de fer : pour les playes mal pansées, où s'eſt arrêté quelque corps étranger ou quelques eſquilles, qui doivent s'exfolier ces eaux les font sortir très-surement, comme on le verra ci-après dans la Liste des guérisons.

Quelques personnes seront surprises de m'entendre dire que ces eaux on la vertu de guérir la goutte : Cet article feroit raisonner bien des personnes, & je n'en aurois osé parler si je n'avois de mon côté beaucoup d'experiences des guérisons que je citerai : Personnes bien qualifiés & bien connuës en rendront bon témoignage.

La façon de prendre les eaux y contribue beaucoup ; puisque je me suis apperçû que si-tôt que les malades commençoient à boire de nos eaux les douleurs cessoient, & l'inflammation diminuoit tous les jours ; le ventre & les voyes des urines devenoient libres, l'appetit revenoit & le repos y succedoit : On ne doit faire baigner les malades qu'après qu'ils ont bû dix-huit à vingt jours, & lorsque les eaux ont fait des fontes, il faut les évacuer, tout cela étant fait, l'on commencera les Bains très-temperez & l'on augmentera par la suite les degrez de la chaleur de l'eau ; on se sert aussi de la Douche & l'application des Bouës, malgré le ſentiment de ceux qui voudront dire le contraire ; ceux qui ſont guéris le ſoutiendront avec juſtice, ce qu'on verra ci-après au IV. Article.

Il y a encore une maladie fâcheuſe qui eſt un rhumatiſme causé par le chaud & le froid, les ſentimens ſe trouvent encore partagez ſur cette eſpéce de rhumatiſme ; pour moi je n'ai jamais héſité de faire prendre dans cette maladie nos eaux ; car je penſe que cette maladie vient par le combat de deux humeurs contraires, ce qui fait que ceux qui en ſont attaquez reſſentent, ſoit dans une épaule, ou au bras ou ailleurs, une douleur & une chaleur inſuportable, étant obligez de ſe relever la nuit ou d'avoir les parties affligées hors du lit quelque froid qu'il faſſe, on croit que ce ſont des humeurs ſeulement chaudes, & que les eaux chaudes y ſont contraires. Si l'on regarde les cauſes de ces incommodités, on trouverra que l'obſtruction des glandes cutanées en eſt la principale, la tranſpiration étant interceptée les parties affligées ſouffrent une

une chaleur insuportable; la volatilité de nos eaux en boisson dégage, ouvre & détruit ces matiéres qui bouchent les passages de la transpiration; ensuite les Bains très-temperez adoucissent, ouvrent & fondent ces humeurs fixées dans ces parties, & s'il y a quelqu'un qui s'en soit mal trouvé; c'est qu'on lui a fait prendre les Bains trop chauds, ce qui arrive souvent, en voici un exemple: Un Lieutenant Général des Armées du Roi, en l'an 1716. logé chez le sieur Maillard, avoit une chaleur & une douleur insuportable à l'épaule gauche; les sentimens de nos Medecins furent de lui défendre les Bains, & que s'il les prenoit son bras deviendroit aride: Je fus appellé en leur absence, après avoir appris par le Valet de Chambre les remedes qu'on lui avoit appliquez qui étoient des plus chauds, (les eaux de Bourbonne n'approchant point de ces remedes en chaleur) je le fis baigner sur les quatre heures du soir, incontinent après qu'il fut au Bain il ne sentit plus de douleurs, & après en être sorti & mis au lit il dormit dix-sept heures sans s'éveiller, il y avoit trois mois qu'il n'avoit reposé un moment, je continuai de lui faire prendre ces eaux, & il fut parfaitement guéri.

Pour ceux qui ont des humeurs phlegmoneuſes, ou groſſeurs aux genoüils ou à d'autres parties; ces eaux les diſſipent entierement, j'ai même vû des perſonnes avoir de ces groſſeurs aux genoüils & avant que de les faire baigner je leur faiſois boire neuf ou dix jours des eaux en les purgant trois fois avec les hydragogues, ces tumeurs diſparoiſſoient entierement ſans avoir pris de Bains; c'eſt ce qui prouve que ces eaux ſont fondantes, j'en ai quantité d'experiences.

J'ai guéri auſſi des ſourds en leur ſeringuant de ſes eaux dans les oreilles, & en leur faiſant recevoir les vapeurs de ces eaux auſſi dans les oreilles par un entonnoir fait exprès, de même en leur donnant la Douche ſur la nuque du col, j'en parle par experience.

Pour ceux qui ont des nerfs retirez par des matieres endurcies dans les articles, les Bains les amoliſſent, les diſſipent, & en tirant, en étendant avec soin les parties atrophiées avec les mains ou quelques machines, elles reviennent en leur état naturel : ce sont des experiences qu'on trouvera au IV. Article.

Ceux qui ont des anchyloses ; c'est-à-dire une espece de callus qui se forme dans les jointures des membres, qui en arrête le mouvement, & les empêche de plier, & qui ne sont pas des plus anciennes y guériront.

Il y a des foiblesses de membres qui ne prennent point de nourriture & qui sont sans douleurs, dont les ligamens sont relâchez, ceux même qui n'ont ni mouvement ni sentiment y reçoivent du soulagement, ce que je ferai voir au IV. Article.

Pour ceux qui ont fait quelques efforts ou chûtes, qu'ils viennent à Bourbonne & ils y seront soulagez : ces eaux néttoyent toutes tâches de la peau, galles, gratelles (même la lepre) & celles qui sont farineuses ; j'ai encore vû guérir des tigneux en leur lavant souvent la tête de ces eaux avec une éponge, & en les bûvant, & prenant quelques autres remedes que je leur enseignois.

Ceux qui ont des tremblement, soit qu'ils soient universels, ou en quelques membre particulier, pourvû qu'ils n'ayent pas eté produits par le Mercure ou par certaines débauches outrées y guériront infailliblement, je le ferai voir ci-après.

Elles guérissent les duretez Squireuses, soit interieures ou exterieures où il n'y a point d'inflammation.

Elles guerissent du Scorbut, qui est une maladie où toutes les dents branlent & les gencives sont décharnées & ulcerées : cette guérison se procure sur tout plus facilement si on employe quelques tisannes antiscorbutiques.

Elles guérissent des angelures qui sont des grosseurs de couleur livide, soit au nez, aux mains, ou ailleurs.

L'année 1723. deux Musiciens de Molery en firent l'experience, leurs visages & leurs nez avoient contracté une grande difformité par ces sortes de maux. Il est bon d'avertir ceux à qui la paralysie a laisse des difformitez au visage, ce qui leur fait tourner la bouche, le nez, l'œil & les paupieres qui ont perdu leur mouvement, qu'ils y seront guéris ; mais qu'ils ayent le soin en venant d'aporter ici quelques grosses éponges pour s'en servir, comme on leur enseignera, j'ai trouvé cette méthode en l'année 1715. pour guérir deux Officiers qui avoient le visage tout contre-fait, & dès-lors on a toûjours mis en pratique les éponges utilement.

Ces eaux délassent ceux qui sont fatiguez ; nos Vignerons & ceux de la campagne ne manquent pas de s'y baigner en revenant du travail.

Il est à propos d'avertir encore ceux qui envoyent chercher de nos eaux dans des bouteilles, qu'ils ne peuvent pas en tirer grand soulagement, parce que les principales parties volatiles & la chaleur qui leur est acquise naturellement en sont évaporées & dissipées par le transport, & ne peuvent être rétablies en leur premiere qualité naturelle ; ceux qui les ont bû de cette sorte & qui après les viennent prendre ici y trouvent bien du changement, & preuve certaine est d'en faire peser quatre livres à la source, la bien boucher dans une bouteille, & lorſqu'elle ſera arrivée à ſon Port, on trouvera une diminution de cinq gros de ſon premier poids, ce qui prouve l'évaporation des eſprits & parties volatiles qu'elles contiennent

Je ne dois pas oublier une maladie très-fâcheuſe que Madame la Marquiſe des Evelles avoit, c'étoit une colique d'eſtomach des plus fâcheuſes, qui depuis quatre à cinq ans la prenoit regulierement tous les mois avec des douleurs déchirantes pendant quatre à cinq jours, qui la menaçoient d'une mort prochaine; enſuite il lui ſurvenoit une jauniſſe qui lui duroit quinze à dix-huit jours, tous les Sçavans y ont employé leur ſcience, elle me fit l'honneur de m'envoyer chercher, je lui conſeillai de prendre nos eaux, elle eut beaucoup de peine à s'y rendre, parce que pluſieurs Medecins les lui avoient défenduës; cependant mon ſentiment fut ſuivi, je l'amenai chez moi au mois de May 1721. elle y a été guérie radicalement & ſans retour en dix-huit jours de boiſſon & avec quelques purgatifs, &c.

SECONDE PARTIE.

Maladies ausquelles les Eaux de Bourbonne sont non-seulement inutiles, mais contraires.

LES Medecins posent pour principe que les maladies se guérissent par les contraires : *Contraria contrariis curantur* ; ainsi il est aisé de concevoir que celles qui sont causées par une trop grande chaleur, demandent des médicamens d'une nature opposée ; sur ce principe il est facile de juger que les eaux de Bourbonne ne seroient pas convenables aux incommoditées qui viennent de trop de chaleur ; parce qu'étant remplies de sels volatils, elles pénétrent avec trop d'action & augmenteroient la cause de la maladie : par exemple, elles sont contraires à ceux qui ont le foye & les visceres extrémement chauds, deméme qu'aux temperamens trop sanguins & à ceux qui ont des abcez formez ou ulceres en quelque partie qu'ils soient de l'interieur ou de l'exterieur.

Elles sont contraires à toutes sortes de fiévres, excepté la fievre lente, qui est causée par des obstructions, elles la guérissent, il faut les prendre pour cela, mais avec ménagement.

Elles sont contraires à tous phtysiques & à tous ceux qui ont des toux, soit vieilles, soit récentes; parce que par leurs sels elles picotent les membranes de la tranchée-artere & augmentent le mal au lieu de le calmer & de le diminuer.

Elles sont coutraires à toutes les inflammations, soit de l'interieur, soit de l'exterieur.

Elles ne conviennent pas à toutes les maladies des poulmons ulcerez ou flétris : elles ne conviennent aucunement aux pleuretiques.

L'hydropisie formée ou avancée n'a pas non plus son remede dans ces eaux, parce qu'elles ouvrent de plus en plus les vaisseaux lymphatiques, qui font la décharge des serosités qui causent cette maladie, qui est de trois sortes; à sçavoir L'ascite, la Tympanique & la Leucophlegmatique, parce que ces eaux sont trop fondantes,

&

& par consequent elles augmentent cette maladie.

Ces eaux ne convienent pas aux pertes de sang ni à toutes autres hémoragies, non plus qu'aux flux menstruels immoderez, excepté aux fleurs blanches.

Elles ne sont pas contraires aux hémoroïdes, mais elles ne les guérissent pas.

Elles ne guérissent pas ceux qui ont des hernies ou descentes de boyaux; mais l'on n'empéche pas de les prendre quand elles conviennent à d'autres maux compliquez avec cette incommodité.

Elles ne guérissent pas le mal de Naples ou grosse-verole, tout l'éfet qu'elles produisent dans ce cas-la, est seulement d'en faire découvrir les causes sans les emporter. J'ai vû des personnes de consideration avoir ce mal qui venoient ici, croyant avoir un rhumatisme & aprés avoir pris deux Saisons nos eaux ils ont été obligez de passer par les grands remedes, & c'est moi-méme qui les ai traités.

Elles font déclarer & sortir les poulains qui sont cachez, aprés quoi il faut les traiter à l'ordinaire ; ceux à qui cela est arrivé, sont des personnes qui viennent ici pour d'autres incommoditées, & celles-ci s'y déclarent.

Les éresypeles, les phlegmons & toutes autres tumeurs qui viennent à suppuration n'y guériront pas.

Enfin elles ne guérissent pas des vapeurs ; mais les vapeurs n'empêchent pas de les prendre pour d'autres maladies.

J'ai jugé à propos avant que de parler du troisiéme Article de dire deux mots de la situation de Bourbonne, & de la façon de prendre les Eaux mineralles.

BOURBONNE les Bains, est un gros Bourg d'environ six à sept cens feux aux extrêmitez de la Champagne à six lieuës de Langres, près de la Lorraine & de la Franche-Comté. Ce lieu est dans un petit vallon environné de monticules. La Fontaine minerale & les Bains sont dans le bas du Bourg. L'Eglise est au milieu sur le plain de la hauteur : Il y a des Capucins qui ont un Couvent des plus beaux de leur Ordre. La Place où ſont les Bains & la Fontaine eſt pavée , la ruë juſqu'aux Capucins l'eſt auſſi. Il y a une Halle auprès de la Fontaine pour s'y promener en bûvant les eaux ; quoique la plus grande partie les boivent dans leurs chambres de peur de prendre l'air : la Place auprès de l'Egliſe eſt auſſi pavée de même que les chemins du côté de Langres & Chaumont.

La Poſte arrive en ce Lieu pendant les Saiſons qu'on prend les eaux , trois fois la ſemaine , & les mêmes jours qu'elle arrive à Langres : l'on y voit de tout côté les payſans y arriver pour y apporter des Danrées à vendre : il y a de plus un Marché tous les Jeudis de chaque ſemaine.

L'on a que trop ſçû que ce Lieu avoit eu le malheur d'être incendié le premier jour de May 1717. & qu'il y eut plus de cinq cens maiſons de brûlées en moins de deux heures.

Cet Incendie arriva par la faute d'une femme qui faiſoit de l'eau de vie ; le vent étoit ſi violent qu'il n'y eut pas moyen de ſauver une ſeule maison de celles où le feu prit, non plus que les effets qui y étoient ; mais Dieu par sa bonté y a répandu ses graces, puisqu'on commence à y être mieux rébâti qu'auparavant, châcun s'est efforcé d'y faire des maisons propres & commodes pour y recevoir les malades qui sont obligez d'y venir prendre les eaux : Je n'ai pas été exempt de ce malheur, puisque j'ai perdu trois maisons & tous mes effets ; mais graces au Ciel j'ai travaillé comme les autres à y rebâtir une maison en la ruë Velonne, sur une petite terrasse, qui joint à un jardin, elle a vûë sur la campagne du côté du midi, & j'ai des chambres à loger les malades, & des écuries & remises de Carosses ; ma maison n'est pas éloignée de l'Eglise & des Bains.

La maniere de prendre les Eaux mineralles.

Le tems propre à prendre les eaux n'est pas limitté ; l'on peut cependant dire en général que les eaux & les Bains peuvent se prendre dès le quinze d'Avril jusqu'à la fin de Juin, & dès le vingt d'Août jusqu'à la fin d'Octobre,

tobre, lorsque ces saisons sont douces & temperées ; il ne faut pas prétendre que ce sont ces deux saisons qui donnent de la vertu à nos eaux, puisqu'elles en ont autant dans un tems que dans un autre ; mais parce que ces deux saisons sont temperée, on les choisit pour être plus commodement. Après que les malades seront arrivez ici, ils doivent choisir un Medecin ou Chirurgien qui ait la connoissance des maladies & de nos eaux. Le malade doit avoir grand soin de lui faire un récit exact de ses infirmités, pour sçavoir si ces eaux lui conviennent : Il y en a qui ordonnent de se purger avant que de les prendre, d'autres n'ordonnent un purgatif que deux ou trois jours après avoir bû ces eaux, pour préparer, fondre & disposer les humeurs qui doivent être purgées, suivant les incommoditez on continuë de les prendre du plus au moins; la purgation est très-necessaire pour évacuer de tems en tems ce que les eaux auront fondu ; quoi qu'elles soient très-fondantes & passent ordinairement bien, elles n'emportent pas neanmoins toûjours tout ce qu'elles fondent. Il ne faut pas se faire peine de prendre ces sortes de purgatifs, parce qu'on les ordonne très-doux ; de plus les eaux ont preparé les voyes, & si on fait autrement la guérison n'en sera pas certaine : très-souvent les malades s'opiniâtrent en ne voulant pas se purger, parce que les eaux ont bien passé, & croyent être bien purgez par ces eaux, c'est un abus, & c'est ce qui fait qu'ils ne sont pas guéris & que souvent ils retombent malades après leur retour ; les eaux ayant fait de grandes fontes qui n'ont pas été évacuées ; d'ailleurs ces eaux agissent encore un très-long-tems dans le corps, échauffent la masse du sang & dérangent les humeurs, d'où il arrive que le malade succombe souvent, c'est donc une necessité de se purger deux ou trois fois, de dix jours l'un, après le retour des eaux.

Lorsque le corps est bien preparé ici par les eaux & les purgatifs, on fait prendre les Bains à ceux qui en ont besoin & la Douche (quand on la croit necessaire) après quatre ou cinq jours de Bains, pour fondre les humeurs & les préparer à la Douche. Cette Douche est un grand remede pour fondre & faire sortir les humeurs fixées dans quelque partie. La Douche est un Baquet élevé qu'on remplit à moitié d'eau du Bain, & l'autre moitié d'eau de la Fontaine, ce qui fait un composé d'une chaleur à pénétrer dans les parties où sont arrêtées les humeurs, à les fondre & faire sortir par transpiration. Une seule Douche de cette nature vaut mieux que cent de celles qui ne sont pas animées de l'eau de la Fontaine. Un abus qui se pratique, est qu'il y a des personnes qui se font donner un ou deux cens sceaux d'eau du Bain seul en Douche sans être animées de celle de la Fontaine; cela est inutile, ce n'est même simplement que laver la partie, parce qu'elle ne peut pénétrer les tecumens: au contraire la chûte & pesanteur de cette eau ne fait que fatiguer les muscles qui la reçoivent sans en être pénétrés.

Quant aux Bains, il faut les prendre très-temperés pour y rester environ une heure, & pour donner le tems à ces eaux d'ouvrir les pores, y pénétrer & fondre les humeurs, c'est pour cela qu'on les prend en chambre pour les donner en degré de chaleur convenable & pour plus de commodité, puisqu'en sortant du *Bain* on entre dans son lit bien bassiné sans prendre l'air, ce qui fait que la transpiration s'en fait mieux, &c. Le tonneau d'eau de la source ne coûte que cinq sols, le Maître des Bains le fait conduire au logis où les malades sont. Ces eaux conservent leur chaleur depuis le soir qu'on les a amenées jusqu'à six & sept heures du matin, & souvent elles se trouvent encore trop chaudes, on les tient couvertes dans des baignoires par une couverture qui y conserve les esprits; cette Méthode est meilleure pour certaines incommoditez, que de se baigner dans le reservoir, qui a toûjours son quatriéme degré de chaleur, & qu'on ne peut temperer, & où on ne peut demeurer qu'environ un quart-d'heure.

Il y a des incommoditez où il faut baigner & doucher, mais où il ne faut pas faire süer comme sont celles ou les membres ſont affoiblis & manquent de nourriture & de chaleur par le défaut d'eſprits & des ſucs nouriciers : il faut alors leur communiquer de la chaleur & des eſprits pour les ranimer & les nourrir , ce que les ſueurs détruiroient. Bien des paralytiques doivent en uſer de même, ce que je prouverai au IV. Chapitre de mes experiences.

L'heure ordinaire de boire les eaux eſt ſur les ſix à ſept heures du matin : on les boit à jeun, & on doit employer une heure à les boire en ſe promenant quand on le peut ; on les augmente, ou on les diminuë ſuivant le conſeil qu'on en doit prendre;ce n'eſt pas le meilleur qu'elles paſſent ſi vîte,elles n'auroient pas le tems de faire des fontes, & de pénétrer les parties qui ſont chargées d'humeurs, & les deſopiler.

On prend un boüillon une ou deux heures après qu'on a pris les eaux,& on attend le dîné qui doit être réglé ſur les onze heures, on doit boire du meilleur vin ; mais avec moderation , on ne mange point de ragoût non plus que de cruditez , on ne fait point maigre.

Il eſt neceſſaire d'obſerver le même régime pendant ſix ſemaines après le retour des ſes eaux, parce qu'elles demeurent & agiſſent encore pendant tout ce tems avec le ſang en y faiſant des fontes d'humeurs.

Il y a auſſi des perſonnes qui veulent s'en retourner le lendemain qu'ils ont pris les Bains : ils ſont avertis que ce n'eſt pas bien fait, parce que le corps eſt tout imbibé & pénetré de ces eaux, que les pores ſont encore ouverts, que la tranſpiration agit encore ; l'air venant à les pénetrer & refroidir, il ſe fait un combat d'humeurs très-préjudiciable aux malades, les experiences n'en ſont que trop familieres : D'autres perſonnes qui ne voulant pas ſe purger ici, ſe promettent de le faire à leur arrivée, mais ſouvent ils n'y penſent plus, & lorſqu'il leur arrive quelque accident, on ne dit point que c'eſt de leur faute qu'ils ſont tombez malades, on s'en prend aux eaux de Bourbonne, qui n'y ont aucune part ; c'eſt-la cependant le raiſonnement de la plûpart qui ne veulent pas ſe rendre juſtice.

TROISIE'ME PARTIE.

Mineraux dont sont composées ces Eaux & qui les rendent chaudes.

POur avoir la connoissance de ce qui fait le composé de nos eaux, il faut avoir beaucoup d'épreuves par le moyen de la Chymie, & ne se rebuter pas pour parvenir au but qu'on se propose ; c'est ce qui m'est presque arrivé, parce qu'après tant d'épreuves je perdois esperance de réüssir, j'avois fait boüillir plusieurs fois de ces eaux, j'en tirois du sel que je voyois mêlé de plusieurs parties terrestres, je voulois connoître le composé, je goûtois ce sel qui étoit picquant, acre & sentant le soulphre, j'en mettois sur les charbons ardens, une partie se consumoit, & il y sortoit quelques petites étincelles, & ce qui restoit étoit de couleur de rubis & donnoit une mauvaise odeur, ce qui me faisoit conjecturer qu'il y avoit du ſouphre, & d'ailleurs la fumée qui ſort de ces eaux le ſent parfaitement ; j'étois encore certain qu'il y avoit du ſalpêtre, parce que les pierres autour de la Fontaine en ſont toutes empreintes.

Je diſſolvois de ce ſel dans pluſieurs liqueurs ; j'y mettois de l'eſprit de vitriol, quelquefois de l'huile de tartre pour précipiter & ſeparer quelque choſe ; mais j'avançois peu : je diſtillois de ces eaux, qui ne ſortoient qu'inſipides de mon alambic ; enfin m'étant armé de patience, après avoir bien travaillé je réüſſi comme je vais le dire.

Je pris quelques pintes d'eau chaude de cette Fontaine à la ſortie de la ſource, que je mis dans une cornuë, que je garnis promptement d'un recipient pour y enfermer les eſprits, je luttai bien les jointures, le recipient étoit de grandeur à pouvoir contenir toute l'humidité de ce qui étoit dans ma cornuë, je la mis ſur un feu de ſable très-doux, au commencement je m'apperçû que les eſprits y paſſoient incontinent & s'y conſervoient

voient à mesure que le phlegme distilloit, j'augmentai le feu jusqu'à ce que la distillation fût parachevée, je délutai deux heures après la cornuë, je trouvai au fond de la cucurbité douze gros de sel tirant sur le blanc cendré, j'en mis sur ma langue, je le trouvai très-picquant & un peu amer, je goutai l'eau de ma distillation que je trouvai insipide, je ne sçai ce que devinrent les esprits qui m'avoient paru dans le recipient. Je mis le sel que j'avois amassé dans une poësle de fer bien nette & bien claire avec de l'eau de pluye pour y dissoudre mon sel, je mis cette poësle dans ma cave au frais pour y trouver du nître, s'il y en avoit, je la laissai douze jours sans la toucher, au bout de ce tems, je trouvai une pellicule qui s'étoit formée sur l'eau, garnie de petites broches qui étoient le nître que je cherchois, & que je separai, je versai mon eau dans un vase, je trouvai tout autour de ma poësle un très-beau saffran de Mars des plus aperitifs qui y étoit attaché par petits boutons gros comme des pois, il y en avoit deux gros quatre grains, & un gros quarente-deux grains de nître, je remis ensuite mon eau dans la cucurbité pour en separer l'humidité comme auparavant, après l'avoir fait je ramassai mon sel que je mis dans un creuset de terre vernie, j'y mis un autre creuset non verni, celui de dessus étoit renversé, & dont le col entroit dans l'autre, je luttai les jointures, je le mis sur un petit feu que j'augmentai, & au bout d'une demie heure je levai le creuset superieur & j'en remis incontinent un autre, je ressentis une vapeur souphrée, je continuai mon operation jusqu'à ce que la matiére qui étoit dedans devînt blanche & qu'il n'en sortît plus de vapeurs: Après avoir laissé ressroidir mes creusets superieurs, j'y ramassai une fleur de soulphre qui s'y étoit attachée, & dont le poids étoit de trente-deux grains, je ramassai encore mon sel qui étoit d'une grande blancheur, qui avoit à peu près le goût du sel de Lorraine, que je crois être un véritable sel fossile. Enfin me voila arrivé au but que je cherchois, qui est de sçavoir les Mineraux qui font le composé de ces eaux. Après cela il est aisé de sçavoir à quelles maladies ces eaux sont propres & convenables & ausquelles elles peuvent être contraires ; mais pour preuve de ce que je viens de dire, quelques experiences feront voir, que ce sont ces mêmes Mineraux qui rendent chaudes ces Eaux.

Les experiences que je fais le prouvent aisement : Pour y parvenir, il n'y a qu'à prendre de la mine de fer, de la mine de soulphre, du salpêtre & du sel fossile en égale quantité, les mettre deux ou trois pieds dans terre & couverts de la terre même, on verra en cet endroit la terre qui s'échauffera, pouvû qu'elle soit arrosée d'eau froide, pure & simple dans une quantité à pouvoir pénétrer cette composition, qui produira quelque tems après des fumées & vapeurs chaudes.

Une autre experience plus facile qui prouvera que ces eaux sont échauffées de ces mineraux, il n'y a qu'à prendre une bonne quantité de limaille de fer & de soulphre en égale quantité, sans nître ni sel, les mêler dans un pot de terre ou autre avec de l'eau fraîche & commune & que l'eau ne surnage pas, l'on verra en moins de vingt-cinq ou trente heures la chaleur y devenir si grande qu'il ne sera pas possible de manier le pot sans se brûler la main, l'argent mis dans cette eau devient noir ce qui provient du soulphre & bitume.

Ces experiences donnent lieu de croire que la chaleur de ces eaux ne provient que des mines de fer, de bitume & de soulphre, qui sont dans les entrailles de la terre, & par où ces eaux passent.

Ces mêmes experiences prouvent encore que c'est de là que ces eaux tirent leur qualité, & pour en donner une idée claire il faut remarquer que la terre est un corps composé de parties grossieres entasées les unes sur les autres, les eaux circulant dans les entrailles de la terre détachent ses parties les plus faciles à dissoudre, s'en chargent & les charient le plus souvent jusqu'aux sources des Fontaines qui retiennent les qualitez des mineraux, comme on le voit dans les eaux de Bourbonne.

Je passe à l'examen des qualités des eaux de Bourbonne, en disant qu'elles contiennent quantité de parties alkalines, spiritueuses & volatiles de souphre, chargées des parties de fer & de bitumes en differens degrez, ce qui les rend chaudes, en continuant leurs routes, elles passent par les mines de sel & de nître, elles se chargent dans leurs cours de plusieurs molecules de ces mineraux, qui étant agittées & rarefiées par l'eau entretiennent la chaleur qu'elles ont acquises par la fermentation continuelle de l'abondance de ces mineraux qui ne finiront point, parce qu'ils se retablissent toûjours : L'éfet de ces eaux chargées de particules volatiles est donc de s'insinuer & de pénétrer ; ce qui fait que quand elles sont prises interieurement, elles fondent, incisent, charient, poussent les humeurs & levent les obstacles qui s'opposent au passage des esprits animaux.

On remarquera encore qu'il n'y a presque point d'eau minerale en Europe qui soit plus chargée de mineraux que celle de Bourbonne les Bains,

& qui soit en même tems plus sulphureuses, il est aisé à le voir par les bouës que ces eaux produisent au fond de leur reservoir, lesquelles sont grasses & oncteuses & amies des parties nerveuses pour les fortifier (comme font toutes les huiles & corps balsamiques) dont la seule application guérit souvent les affections particulieres aprés l'usage des Bains, quand on on les juge convenables : Cette bouë n'est autre chose qu'un amas de parties bitumineuses & alkalines des plus grossieres comme flottantes & ensuite precipitées au fond des bassins par la force des acides grossier qui s'y trouvent joints en petite quantité.

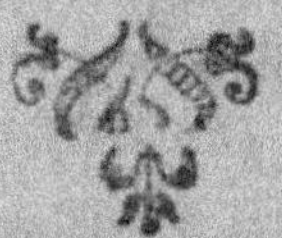

QUATRIE'ME PARTIE.

Liste abregée des guérisons qui se sont faites à Bourbonne depuis quelques années, qui prouveront ce qu'on a avancé dans la premiere Partie.

LEs experiences que j'ai faites depuis plusieurs années de ces Eaux pour la guérison des maladies les plus extraordinaires, & pour ainsi dire, comme incurables, se soûtiennent par les plus récentes que je vais avancer pour me servir de preuve ; tous ceux qui en ont usé me seront témoins de cette verité. Je citerai seulement une ou deux personnes de chaque maladie pour ne pas trop m'étendre, parce que le nombre en seroit trop grand & ennuyeux au Lecteur.

Paris sur toutes les autres Villes, peut publier les guérissons sans nombre des maladies les plus inveterées pour lesquelles Messieurs les Medecins de cette grande Ville, qui sont les plus éclairez de l'Europe envoyent à Bourbonne.

Madame la Grande Ducheſſe les a priſes deux fois étant âgée de plus de quatre-vingt années, elle s'en trouva parfaitement bien.

Madame la Comteſſe de Grammont de Beſançon y eſt venuë pour une paralyſie, il falloit la ſoûtenir, elle marcha ſeule avant que de ſortir de chez moi où elle étoit logée, au mois de May 1722.

Monſieur & Madame la Princeſſe de Talmont pour d'autres incommoditez, de même que Madame la Ducheſſe de Pequigny, ont été bien guéris par l'uſage de ces eaux.

Monſieur le Maréchal de Villars, bleſsé au genoüil à la battaille de Malplaquet ſeroit demeuré eſtropié ſans le ſecours de ces eaux, il les a priſes deux fois.

Monſieur le Maréchal d'Harcourt en a fait uſage avec ſuccès.

Monſieur le Duc d'Elbœuf y a été guéri d'un rhumatiſme & de ſa bleſſure, il y eſt venu deux à trois fois.

Monſieur de Carakioli Prince Italien, très-incommodé depuis long-tems d'un rhumatisme, a été bien guéri.

Monsieur de Berchingtime, Monsieur le Comte de Gassion, Monsieur le Marquis d'Harpajout, Lieutenant Général, tout courbé d'un rhumatisme & de la gravelle, ont été bien guéris.

Monsieur & Madame la Marquise Dagondeau pareillement guéris.

Monsieur le Marquis de Saint Maurice, tout courbé des douleurs que la gravelle lui causoit, ces eaux lui en ayant fait sortir une quantité fut entierement redressé & bien guéri.

Monsieur le Comte d'Evreux aussi guéri.

Monsieur le Maréchal de Roreté, entierement guéri d'une paralysie.

Monsieur & Madame la Marquise de Champinelle pareillement guéris.

Monsieur de Saint Poüange pour une debilité d'estomach, qui depuis long-tems lui faisoit rejetter les alimens, très-bien guéri.

Mademoiselle de Grainville, niece de Monsieur le Procureur Général, pour une paralysie du côté gauche, a été bien guérie.

Monsieur de Vaubert, Avocat de Monsieur le Duc, très-soulagé de la même maladie.

Monsieur Hardy Procureur au Parlement, aussi atteint de la même maladie, en fut gueri.

Madame Lamiraud, Religieuse du Couvent de Hautes-bruyeres, à huit lieuës de Paris, perclusе depuis la ceinture en bas, je la faisois mettre dans les eaux, sortant de la source, elle ne les sentoit pas, quand on lui auroit coupé les deux jambes, elle a été guérie en prenant les eaux trois saisons de suite, s'en est retournée comme si elle n'avoit jamais eu de mal.

Monsieur l'Escalopier Intendant de Champagne, qui y est venu deux fois avec ses enfans s'en est bien trouvé.

Monsieur Limousin, Ecuyer de Monsieur le Grand y est venu deux fois, & y a été guéri.

Les Dames de Saint Simon & Marcial, Religieuses de Saint Denis en France, qui étoient percluses, ont été guéries.

Madame la Comtesse d'Avoine pour rhumatisme, bien guerie.

Monsieur de Fondpertuy, pour pareille incommodité a été parfaitement guéri

Monsieur Demorlay, Chevalier de l'Ordre de S. Loüis, qui avoit un violent rhumatisme, malgré son grand âge a été guéri, de même que Monsieur Vincent, frere du Questier général, tout contrefait de ce mal, aussi guéri. Un Palfrénier de chez le Roi, attaqué d'une violente sciatique, qui le tenoit tout courbé jusqu'à terre, avec des douleurs si violentes qu'il ne pouvoit trouver aucune situation pour reposer un moment, fut entierement guéri en 1718.

Mademoiselle Grimbert, fille d'un Officier chez le Roi, a été guérie d'une grosse loupe adherente.

Monsieur Menouville, Colonel du Regiment de Beauce, ayant une jambe fracassée d'un coup de feu, ces eaux lui ont fait sortir plusieurs esquilles d'os, & a été guéri entierement.

Monsieur le Comte de Courtanvau, pour un rhumatisme gouteux a laissé ici ses bequilles.

Monsieur le Marquis D'estouche, pour pareille incommodité très-bien guéri.

Monsieur le Comte de Vorne, pour autre incommodité a été aussi gueri.

Monsieur Mathieu, Aubergiste de Paris, perclus d'un bras sans aucun sentiment a été bien guéri.

Madame de Courtanvau de Louvois, Religieuse à Soissons, qui étoit entierement estropiée, elle avoit l'avant-pied courbé, dont les doigts venoient aux talons, y est venuë au mois de Janvier 1721. elle fut guérie au mois de Mars l'année suivante. Il lui arriva un second accident qui l'obligea de revenir à nos eaux, dont elle a été entierement guérie.

Monsieur Baudrant, Ecuyer de Monsieur de Lamoignon, Président à Mortier à Paris, la même année avoit une anchylose au genoüil, a laissé ici ses bequilles & a été guéri.

Monsieur l'Abbé de la Faillette, y est venu deux fois pour une paralysie qui étoit extraordinaire, par des sueurs continuelles du côté de la paralysie, changeant toutes les nuits de cinq

cinq & six chemises sans en être affoibli, a été très-soulagé des eaux, il étoit trés-charitable.

Monsieur le Maréchal de Lorge, Monsieur le Prince d'Epinois, Monsieur Roüiller pere, Conseiler d'Estat, Monsieur le Comte Desslegnac, Monsieur de la Valiere, Monsieur le Marquis de Charente, le Marquis du Sac, Lieutenant Général, le Marquis de Chambelage, Monsieur le Marquis de Montier, Monsieur de Villemeur, Fermier général, & quantité d'autres, dont la Liste de leurs maladies a été brûlée dans l'Incendie général de ce Lieu, dont j'ai déja parlé, ont tous été guéris. Il est impossible de faire un détail des personnes qui ont été soulagées & guéries par nos eaux. Nous y voyons chaque saison, c'est-à-dire, le Printems & l'Automne, mille à quinze cens personnes attirées par le bruit des belles guérisons qu'elles ont produit chaque année. Un jeune homme de Franche-Comté, dont j'ai perdu le nom, logé chez le sieur Levêque Baigneur, étoit muet depuis trois ans d'une paralysie, a été guéri en

H.

deux saisons, & a parlé aussi bien que si jamais il n'avoit eu de mal.

Un Recolet du Couvent de Damblain en Lorraine nommé Pere Grégoire me fut envoyé l'an 1718 il avoit une paralysie dont il étoit resté aveugle, sourd & muet, je l'ai traitté deux saisons, il a été si bien guéri qu'il m'a dit plusieurs Messes après sa guérison à Bourbonne.

Le Sr. Prédicamer, fils d'un Exempt des Gardes de son Altesse Royalle de Lorraine, me fut envoyé la même année 1718. par le premier Commis de son Altesse, il avoit le bras droit perclus depuis cinq ans, sans aucun mouvement, ni sentiment, racourci, plus petit de la troisiême partie que l'autre, qui lui auroit été coupé sans en rien ressentir, je lui fis prendre deux saisons les eaux, & avant que de sortir d'ici il écrivit comme s'il n'avoit jamais été incommodé.

Une fille nommée Marie Melent de Reims, me fut encore adressée la même année par le Médecin de l'Hôpital, elle avoit un tremblement universel, à ne pouvoir faire un pas, elle fut guérie au troisiéme bain qu'elle prit.

Monsieur Morlet, Capitaine de l'Arquebuze de Laon, est venu ici deux fois en 1723. & 1724. il avoit un tremblement si universel, qu'il sembloit qu'il allât tomber à chaque pas qu'il faisoit, il fut soulagé dès la premiere fois, & la seconde cela alla bien & je le crois guéri, parce que nos eaux ne font paroître leurs effets que quelques tems après les avoir prises, ce que nous aprenons de ceux qui semblent n'avoir aucun soulagement en se baignant, parce que la nature se trouve fatiguée; mais lors qu'on est de retour les esprits se rappellent & raniment, les parties se fortifient & la guérison s'en suit; & quoi que guéri il est necessaire d'y retourner une seconde saison pour faire confirmer sa guérison: Cet avertissement est pour tous ceux qui y viennent les prendre.

La fille de défunt Jean Villars de Trente, Diocése de Toul, arriva au mois de May 1722. elle avoit un tremblement aux deux bras; de sorte qu'elle ne pouvoit rien porter à sa bouche, elle fut guerie en dix-huit jours.

Madame la Comtesse de Paignant avoit les bras & les jambes racourcies, elle étoit entierement impotentes d'un reste de couche depuis quatre années, elle a pris deux saisons les eaux, elle commença à manger seule ; la seconde saison elle se coëffoit elle même.

Abraham, fils de David de Mandre, Bourgeois de Vallengni en Suisse étoit courbé jusqu'à terre, contrefait d'un violent rhumatisme, les vertebes du dos étoient hors de leur place depuis trois ans, il a été entierement guéri & a laisse ses bequilles en 1719.

Christophe Mitoir, Maître Menuisier à Troyes en Champagne, ruë du Bois, affligé d'un des plus violens rhumatismes & d'une facheuse sciatique, qui l'avoit rendu si contrefait qu'il ne pouvoit marcher que sur ses mains & ses genoüils, ne pouvant trouver une situation à reposer un moment, ayant employé toutes sortes de remedes, fut entierement guéri le mois de May 1719 &1720. J'ai encore eu de ses nouvelles le 10 Juin 1727. où il me marque toûjours ses reconnoissances. Sa femme qui l'avoit accompagné

compagné, fut attaquée ici d'une diarhée très-violente : je lui fis boire quelques verres de nos eaux pendant la journée, en ſept jours elle fut guérie. Je fis encore revenir ledit Mitoir quoique guéri la ſaiſon d'enſuite pour confirmer ſa guériſon.

Monſieur du Blaiſel, Capitaine de Cavalerie, de la Ville de Boulagni qui avoit une ſciatique, qui le courboit contre terre, fut entierement guéri en 1720.

Madame d'Imbertan, de la même Ville fut guérie d'une trés-groſſe tumeur au genoüil.

Monſieur le Marquis d'Alenbon de Calais, tourmenté & courbé d'un rhumatiſme fut guéri en 1718.

Monſieur du Haillier ſon beau-frere, qui arriva ici dans le même tems, avec les goutes aux pieds & aux mains, très-enflées & enflamées, fut delivré de ſes douleurs ſi-tôt qu'il commença à boire les eaux : je l'ai traité comme je l'ai dit au I. Chapitre, & il fut guéri parfaitement.

Monſieur Grajam, Notaire en Barrois avoit la goute très-enflamée dans les pieds, il fut gueri radicalement en 1716.

Une femme du Fays-Billot, en fut guérie la même année.

Monsieur Desforges de Columiers, avoit encore cette maladie, étant des plus violentes, souffrant & ne voulant suivre aucunes regles, ne laissa pas que d'être soulagé.

Le sieur Collinet, Huissier Royal à Langres, très-affligé de la même maladie, a pris les eaux en May en 1721. s'en est bien trouvé.

Monsieur de Bourneuf, Capitaine dans Bretagne, a été bien guéri de ses blessures.

Monsieur de Beaurepaire, Capitaine Aide-Major dans Nivernois, guérit d'une violente sciatique.

Monsieur Robardet, Procureur à Auxonne, ayant des ulceres avec des grosseurs considerables & très-invete-rées aux deux jambes, fut guéri aux deux Saisons en 1718. & 1719.

Une Demoiselle d'Auxonne avoit deux loupes sur les deux poignets, fut guérie en 1716.

Madame de Berey, près de Dijon,

avoit une très-grosse tumeur oedemateuse au genoüil, qui lui empêchoit de plier la jambe, a été guérie en 1720.

La même année un homme d'une Métairie de Bourbonne tombé du haut d'un arbre fut incontinent perclus de tout le corps, je le fis apporter aux Bains, trois jours après il fut guéri & s'en retourna chez lui en parfaite santé.

Une Demoiselle de Sainte-Menehoult (dont j'ai oublié le nom) a été guérie de la surdité.

Monsieur Changey, Prêtre prés d'Auxerre, a été aussi guéri de la surdité & quantité d'autres dont j'ai parlé ci-devant.

Madame le Beuf, Religieuse de la Congrégation a été fort soulagée d'une goute seraine, de même que Madame de Faronville, qui étoit atteinte de la même maladie.

J'ai guéri Monsieur Petit-pas, maître Parfumeurs, à l'Image S. Loüis, ruë S. Sauveur à Paris, de la goute seraine, qui est une paralysie de nerfs optiques-les-yeux, & on ne voit point clair.

J'ai encore guéri un garçon de Rosoy de la même maladie, & beaucoup d'autres.

Monsieur Genoüil, Capitaine de Cavalerie, & Monsieur de Vichy, Lieutenant au Regiment d'Artois avoient quantité de blessures d'armes à feu par éclats de bombes avec d'os, d'où il sortit plusieurs esquilles, ont été entierement guéris en 1716. & un nombre infini d'autres Officiers & soldats qui y viennent chercher leur guérison.

La femme de Pierre Desois du Comté, qui avoit reçû un coup de fusil dans le bras droit; quatre ans aprés est venuë aux eaux, qui lui firent sortir quarante trois grains de fonte, & s'en retourna entierement guérie en 1718.

Monsieur Collot, Conseiller à l'Hôtel de Ville de Mirecourt, étant venu ici au mois de Septembre 1723. pour un rhumatisme, & ayant reçû un coup d'épée avec le foureau en badinant; il y avoit vingt-deux ans, le bouton du bout du foureau lui ayant resté à la jouë; les eaux de Bourbonne lui firent sortir par la bouche sans douleurs; il étoit logé chez le sieur Levesque.

Un Benedictin du Convent d'Aniole en Champagne, nommé Pére Laurent, qui avoit un dévoyement d'estomach, qui lui causoit de si grandes douleurs, qu'il rejettoit les nourritures, fut guéri en deux saisons.

Monsieur de Mont, Conseiller à Besançon, pour un pareil dévoyement avoit essayé tous les remedes de la Medecine, n'a trouvé sa guérison qu'à nos eaux.

Monsieur Lermine, Marchand de laine à Mirecourt, vint chez moi en Janvier 1718. il avoit une pareille incommodité; au surplus une tumeur Squireuse à la rate; il but quinze jours nos eaux, avec quelques remedes que je lui fis prendre, & s'en retourna guéri quoique cette saison fût très-froide.

Un Président de Metz, fut attaqué d'une paralysie, les Medecins incontinent aprés lui avoir fait les remedes géneraux l'envoyerent ici au mois de Janvier 1718. fut guéri en dix-huit jours; ce qui fait voir que nos eaux opérent en tout tems, & qu'on ne doit pas tarder d'y envoyer les malades.

Madame Voillant de S. Gabriel, Religieuse d'Arc-en-Barrois, affligée d'une violente collique, qui ne la quittoit point depuis long-tems, fut guérie avant que de sortir de chez moi en Janvier 1718.

Monsieur des Espoisses, Fermier Général guéri.

Monsieur Gauthier, Prêtre à Dijon, avoit la goute & une collique néphrétique ; les eaux lui firent jetter quantité de glaires, sables & graviers, il a été bien guéri.

Monsieur David Tresorier à Dijon, qui avoit une plenitude d'humeurs de trop d'embonpoint, avoit aussi beaucoup de sables dans les reins ; il logeoit chez moi en May 1718. je lui fis boire de nos eaux vingt-sept jours, avec les purgatifs, quand je jugeois qu'il y avoit des fontes de faites ; ce que je connois par les urines qu'on me fait voir de tems-en-tems, il s'en est retourné guéri : il fut obligé de faire retailler son habit, parce qu'il diminua considerablement de grosseur.

Monsieur Pacot de Joinville, qui avoit des humeurs froides, & des glandes ſerophuleuſes qui fluoient, a pris chez moi les eaux, avec quelques remedes, a été gueri parfaitement.

Mademoiſelle Dinette de Reniaucourt, qui avoit une fiſtule ſerophuleuſe au doigt de la main gauche, qui étoit d'une groſſeur conſiderable, aprés avoir usé de toutes ſortes de remedes, a été guérie par nos eaux l'année 1724.

Je dirai en paſſant ſur ce ſujet, que je fais la compoſition d'une huile qui guérit ces incommoditez, ſans qu'il ſoit beſoin d'amener ici les malades : il faut avoir ſeulement une petite bouteille de cette huile, ſe frottant avec une plume de ce remede, & l'on ſera guéri ; de plus tous chancres, cancers, vieux ulceres, loups aux jambes, quelque enracinez qu'ils ſoient, pourvû que ces ſortes de maux ſoient ouverts & qu'ils fluent je les guéris tous, & ne leur en demande rien qu'ils ne ſoient guéris.

Monſieur de la Flotte, d'Yche en Lorraine, étoit eſtropié par un dépôt d'humeurs acides, qui s'étoient jettées dans les muſcles des cuiſſes, qui lui resseroient les jambes, sans les pouvoir étendre & ne prenoient point de nourriture : Je le fis venir chez moi au mois de Novembre 1723. je le faisois baigner & doucher sans le faire suer ni coucher aprés les avoir pris; car il étoit besoin à ces parties qui manquoient de nourriture de leur communiquer des espirts ; il fut gueri entierement en dix-huit jours, malgré la froidure d cette saison.

Jean Bourderot de Châlons, proche Chatillon sur Seine, avoit une mauvaise galle, causée par un acide corosif & un sang corrompu, aprés avoir fait inutilement toutes sortes de remedes pendant cinq ou six années, il vint à nos eaux le mois de Septembre 1725. il prit les eaux & les bains pendant vingt-deux jours, il s'en est retourné aussi net comme s'il n'avoit jamais eu de mal.

Deux petits garçons de Comté ont été guéris de la teigne, en leur lavant la tête cinq à six fois par jour de ces eaux, en les bûvant & se purgeant.

Frére Marc, Jacobin du Convent de Troyes, avoit sur les deux bras des anchyloses

anchyloses, il avoit un garçon pour lui donner à boire & à manger, il a été guéri parfaitement en deux saisons.

Frére Thimothée, Cordelier du Convent de Vollogne en Normandie, avoit les deux mains sans sentiment depuis les poignets, on les lui auroit pû couper sans qu'il eût rien senti, on lui donnoit aussi à boire & à manger; il a été aussi entierement guéri dans deux saisons l'année 1724.

Monsieur le Févre, homme de consideration d'Angleterre, étoit paralytique, en deux saisons a été guéri en 1723.

Monsieur le Curé de Viecourt, prés de Châtenoy en Lorraine, pour même maladie se baignoit quatre fois par jour, & se faisoit donner la douche avec une cruche sur la tête avec de l'eau du bain, mêlée quelquefois plus de cinquante cruches, s'en est retourné guéri en May 1725. il y étoit déja venu auparavant deux fois en observant la même méthode.

Une Dame de Sarloüis, qui avoit aussi la même incommodité, un rhumatisme lui ayant tombé sur les yeux lui avoit ôté la vûë ; de façon qu'à peine pouvoit-elle ouvrir les paupieres tant elle étoit gonflée & enflamée ; en lavant ses yeux de ces eaux avec une éponge & se faisant donner la douche comme elle oüit ; elle voyoit clair avant que de sortir d'ici, l'année 1725. en May.

Le sieur Bourget de Gray, avoit sur les deux bras une anchylose, ne pouvant les porter à sa bouche, s'habiller ni se deshabiller, a été guéri en May 1725.

Edme Batiat de Clairvaux, perclus de tous les membres par un violent rhumatisme, a été guéri en May 1721.

Le Mûnier d'Orge avoit la même maladie, avec un tremblement a été guéri en 1722.

Monsieur Nivar de Saint-Dizier, qui avoit une oppession de poitrine, à ne pouvoir respirer, a été guéri en 1719.

Monsieur Duchemin, du même endroit, & pour le même mal a trouvé la guérison en usant de ces eaux.

Monsieur Mongin du même endroit, pour la même maladie asmatique, a été aussi heureux que le premier.

Pére Gabriël Recolet du Convent de Toulon, avoit une entorse que tous remedes n'ont pû guérir, & les eaux de Bourbonne ont fait ce bon effet.

Monsieur Morel de Rimaucout, étoit incommodé d'une grande foiblesse de jambes, & de si grandes douleurs qu'il ne pouvoit souffrir le lit, en a été aussi gueri.

Pére Hyacinte, Recolet de la Province de Lorraine, avoit une si grande douleur de tête, qui ne le quittoit point; prenant les Bains & se lavant la tête de ces eaux avec l'éponge en a été entierement guéri en May 1722.

Pére Ange, aussi Recolet de la même Province, avoit un Squire qui lui couvroit l'estomach, & qui étoit dur comme une pierre, fut entierement guéri par les Bains & la petite douche, en May 1721.

Monsieur Fleuriot de Dampierre, prés de Gray, avoit une grande douleur au bras, qui le tourmentoit si fort qu'il ne reposoit ni jour ni nuit, fut guéri en neuf jours, le mois de Septembre 1724.

Monsieur Barbiset de Gray, avoit un rhumatisme universel, qui le tourmentoit considerablement, ayant pris les eaux de Bourbon, Plombiere & Luxeuil n'a trouvé sa guérison qu'à nos eaux en 1721. il est venu deux fois.

Monsieur Huille, Maître de Forge de Clavignon, étoit entierement perclus de tout son corps, & sans pouvoir parler; le lendemain de son accident il se fit amener à nos eaux, & y a été guéri entierement en dix-huit jours, ce qui fait bien connoître qu'il faut venir promptement recourir au remede incontinent aprés que le malade est attaqué, en quelque saison que ce soit.

Madame Lanoutotte, Religieuse de Sainte Claire, à Neuf-château, percluse du côté droit, a été guérie en deux saisons 1723.

Monsieur Mural, de Châlons sur-Saone, entierement estropié des deux jambes, ne pouvant les dresser ni les separer l'une de l'autre, ayant essayé un nombre infini de remedes qui avoient achevé de l'estropier, vint ici sans esperance de guérison, il a été guéri

guéri en deux saisons, en Septembre 1725.

Le sieur Berget de Grape, avoit sur les deux bras des anchiloses; de façon qu'il ne pouvoit s'habiller, ni manger seul, a été guéri en Septembre 1723.

Le Sieur Edme Batiat, de Clairvaux, entierement perclus de ses membres, guéri en 1723.

Le sieur Evant, de Chaussin, avoit une sciatique qui lui faisoit courber le corps contre terre, en dix-huit jours fut guéri.

Monsieur Baudin, Médecin ordinaire de LOUIS XIV. premier Médecin de la Reine, a connu le merite de nos eaux, & les a préférées à toutes les eaux mineralles de la France, les ayant pris pour une paralysie & s'en est trouvé très-content l'année 1725.

Un Chanoine de Vitry le François, avoit une paralysie sur la langue, ne pouvant avaller aucun boüillon ni legume qu'avec un chalumeau de paille, sa langue ne pouvant tourn r les alimens avoit pris ici les eaux sans succez, je l'eus à rencontre cinq ou six jours avant son départ, ayant sçu son mal je conjecturai qu'on ne lui avoit pas fait prendre les eaux comme il se doit pratiquer ; je lui enseignai la façon de s'en servir pour en user le reste du tems qu'il devoit demeurer ici, il le fit, & avant que de partir il bûvoit dans un verre, prenoit dans une ecuelle de grands boüillons, comme s'il n'avoit jamais eu aucun mal, & ne s'est plus servi de son chalumeau de paille : ce qui fait voir que les remedes doivent être pris méthodiquement, il étoit logé chez le sieur de la Fleur Bourgeois de Bourbonne l'année 1724.

Monsieur Picard, de saint Claude, qui étoit depuis très-long-tems incommodé d'une violente colique, sans pouvoir trouver aucun remede est venu prendre les eaux en 1724 a été entierement guéri sans retour.

Le nommé la Feüilade, soldat au Regiment de Bage, à present habitant de Tronchoy en Bassigny, étoit estropié d'une jambe, dont le talon touchoit la fesse ; après avoir pris les Bains s'en retourna sans esperance de guérison : deux ou trois mois après ſa jambe ſe remit, & fut guéri.

Le nommé Pierre Guery, bâtellier de Châlons en Champagne, avoit des anchyloſes aux deux jambes & genoüils, ne pouvant aucunement plier depuis ſix ans, prit ici les eaux pendant trois mois, s'en retourna ſans apparence de guériſon, trois ou quatre mois après qu'il fut chez lui il ſe trouva guéri, marchant comme auparavant, l'année enſuite 1726. eſt revenu aux eaux pour ſe fortifier entierement, & a fait plus de quarente lieuës à pied en cinq jours.

Madame la Preſidente Philippe de Beſançon, après plus de vingt-ans de mariage ſans avoir eu d'enfans, fut conſeillée de venir prendre les eaux, ce qu'elle fit, après les avoir pris pendant une ſaiſon, s'en retourna, & un an aprés elle accoucha d'une belle fille.

Madame de Grigny, femme d'un Capitaine de Cavalerie de Montreüil en Picardie, ayant perdu l'eſperance d'avoir des enfans, vint ici avec ſon mari, & s'en retourna enceinte.

Madame Camuſat, de Troyes en Champagne, vint prendre ici les eaux, aprés avoir été onze ans sans avoir eu des enfans devint enceinte quelque tems aprés : quantité d'autres y sont venuës pour le même sujet, & y ont obtenu ce qu'elles souhaittoient.

Monsieur le Riche, Trésorier de France, dans la Picardie, demeurant à Amiens, est arrivé ici au mois de Novembre 1726. atteint d'une paralysie de la langue, du bras & de la jambe droite, a resté ici environ un mois, s'en est retourné bien guéri de sa paralysie.

Claude Pemme, Jean fils de Claude Pemme, Jean de Regny la Sale, proche Vaucouleurs, avoit dès sa naissance les deux pieds tords & renversés se jettant en dedans ; de façon qu'il n'étoit pas possible de croire qu'il pût jamais marcher : Par les Bains qu'il a pris & les bottines que je lui ai fait faire ; lui ont redressé les deux pieds, & marchera comme s'il n'avoit jamais eu de mal, ce qui est arrivé au mois de Septembre 1726.

La fille de Pierre Macelin du même lieu, laquelle étoit perclusе dès sa naissance, de la ceinture en bas, sans mouvement ny aucun ſentiment, de membres, les jambes n'ayant pris aucune nourriture eſt revenuë en Septembre 1726. a été guérie comme ſi elle n'avoit jamais eu de mal, elle eſt du même lieu.

Monſieur de Beliſle, Commandant du Pays de Calais, eſt venu aux eaux de Bourbonne au mois de Septembre 1727. pour une fracture qu'il avoit à la jambe, qui étoit toute glandée depuis long-tems d'une groſſeur prodigieuſe, après avoir reſté aux eaux pendant ſix ſemaines, s'en eſt retourné parfaitement guéri.

Dans le même tems Monſieur le Prévôt de l'Hôtel Royal des Invalides y eſt venu pour des enfleures conſiderables aux deux jambes, des douleurs aux muſcles, qu'on lui diſoit être la goute, s'en eſt retourné guéri entierement quoique très-âgé.

J'oubliois de dire que ces eaux ont auſſi la vertu particuliere pour guérir les extinctions de voix, ce que je puis aſsûrer par experience de pluſieurs perſonnes, qui ont été gueris, nottamment Mademoiſelle de la Flotte, d'Yche en Lorraine, qui arriva chez moi le cinquéme Août 1727. sans pouvoir parler, a été guérie en moins de quinze jours.

Il y a eu une infinité de personnes guéries, autres que celles ci-dessus énoncées ; & si les noms d'aucuns manquent, ainsi que le genre de leurs maladies & incommoditez dans quelques Articles ci-dessus, c'est que nos Memoires & Estats que nous avions faits ont été brûlez dans l'Incendie dudit Bourbonne.

Je n'aurois jamais fini, si je voulois raporter toutes les guérisons dont j'ai été témoin ; j'espere qu'il y en aura davantage à l'avenir ; parce que le petit Ouvrage que je donne au Public fera connoître le merite de nos eaux, & les guérisons dont un chacun peut profiter.

Ce petit Traité rempli d'experiences, servira aux riches comme aux pauvres ; il seroit à souhaitter qu'on distribuë ces eaux *gratis* à ces derniers comme aux soldats, &c.

Un Hôpital seroit ici d'une grande utilité pour soulager les soldats, dont

la plûpart ſont obligez de s'en retourner dans leurs logis très - éloigné des Bains tout en ſueur ; pour lors l'air venant à les ſurprendre, & reſſerrant les pores ouverts, ce qui empêche qu'ils puiſſent achever de ſuer, entrant d'ailleurs au lit ſans être baſſiné, la tranſpiration ne peut ſe faire ; c'eſt pourquoi la plus grande partie s'en retourne ſans recevoir le ſoulagement qu'ils viennent chercher de bien loin.
C'eſt ce qui a obligé Monſieur Char- «
les Official & Curé de Bourbonne, «
entierement zelé pour ces pauvres «
ſoldats, d'aller à M. LE BLANC «
Miniſtre de la Guerre, pour lui «
remonter le beſoin de cet Hôpital : «
Ce pieux & zelé Miniſtre touché «
de ſes remontrances, lui a donné «
des ordres pour le commencer, ce «
qu'il a fait incontinent, ayant loüé «
pour cet éfet une grande maiſon, «
ſituée dans la ruë des Bains, dans la- «
quelle il a fait porter tous les meubles «
de ſa maiſon, avec beaucoup d'autres «
qu'il a achetez : Et par la quantité «
d'Ouvriers qu'il a employé a rendu «
en peu de tems cette maiſon très- «

„ logeable ; de ſorte que tous les ſol-
„ dats qui ſont venus aux eaux le mois
„ de Septembre 1727. y ont été logés
„ & ont été trés-contens. Monſieur le
„ Curé y a fait faire une Chapelle dans
„ laquelle on dit tous les jours la Meſ-
„ ſe : Ce commencement donne lieu
„ de croire que M. LE BLANC
„ ſecondera les pieux deſſeins de ce
„ digne Paſteur, qui donne à ce qu'on
„ aſſure dix mille livres pour com-
„ mencer cet Hôpital, qui ſera auſſi
„ ſuivant ſon intention pour le ſou-
„ lagement des pauvres étrangers,
„ qui viendront prendre les eaux mu-
„ nis de bons Certificats, & on ne
„ doute pas que dans la ſuite il n'y ait
„ audit Bourbonne un Hôpital très-
„ celebre.

Quant à moi j'ai toûjours crû qu'il étoit de mon devoir d'aſſiſter les pauvres, comme j'ai toûjours fait juſqu'ici autant qu'il m'a été poſſible.

J'avertirai avant que de finir les Dames qui ont des ſuffocations de la matrice, vulgairement appellé, mal de Mere, que je les ſoulagerai par une petite poudre inſipide, dont la ſeule & premiere

premiere priſe guéri ſans violence, n'étant aucunement vomitive ou purgative.

Depuis quarante années, je ſuis recherché de toutes parts pour connoître les maladies par les urines, que j'ai apris à connoître avec les Medecins Suiſſes & Allemands : J'enſeigne les remedes par la vertu des Plantes, que j'ai apris à connoître dans ces Pays-là & ailleurs. J'ai eu l'honneur de ſervir en qualité de Chirurgien-Major dans les Hôpitaux, & dans les Armées de Sa Majeſté, qui étoient commandées par le Maréchal de Luxembourg, Catinat, Boufflers, &c. Je me ſuis toûjours appliqué à la Chymie & aux remedes pour la guériſon des malades, & particulierement pour ceux qui ſont attaquez de la cataracte, que je guéries avec beaucoup de dexterité & de ſuccès : voilà en peu de mots les obſervations les plus importantes que j'ai cru devoir faire ſur les eaux de Bourbonne ; la raiſon qui m'y a engagé, eſt le zele ardent que j'ai de rendre ſervice au Public ; je prie les Lecteurs de ce petit Ouvrage d'être indulgent à mon égard ; je les prie également de ſe donner la peine de m'adreſſer leurs remarques, afin de pouvoir corriger dans une ſeconde Edition les fautes qui pourroient ſe trouver dans celle-ci, n'ayant d'autre but que de ſoulager les malades.

FIN.

AVERTISSEMENT.

COmme l'Auteur travaille toûjours à faire de nouvelles découvertes touchant les Eaux mineralles de Bourbonne : Après l'Impression de ce Livre il a envoyé deux Experiénces qu'il vient de faire, & dont il croit devoir faire part au Public ; voici comme il parle.

Premiere Expérience.

Quoique j'aye expliqué les Mineraux qui font le composé & la chaleur de nos Eaux mineralles, je n'étois cependant pas encore certain, s'il y avoit de l'acide ou non ; car il n'y a que l'acide qui puisse faire du tort au sang, aux autres parties, sur tout aux poitrines foibles : C'est ce qui jusques ici a fait craindre beaucoup de personnes d'en user & d'y venir ; mais les nouvelles Expériences que je viens de faire les rassureront, elles connoîtront par l'explication ci-après, que ces Eaux ne sont chargées d'aucunes acides n'y d'aucuns Mineraux nuisibles.

Pour faire cette Expérience j'ai pris de l'Eau sortant de la Fontaine mineralle & du lait sortant du Pey de la vache égale partie, que j'ai mêlé pour connoître s'il tourneroit & cailleroit par l'acide, s'il y en avoit, & après les avoir mêlé plusieurs fois ce mélange s'est trouvé dans sa même pureté ; je l'ai goûté & l'ai trouvé très-agréable. Pour avancer mon Expérience, j'ai fait boüillir ce Composé, & après je l'ai laissé reposer vingt-quatre heures, il s'est toujours trouvé dans son premier état, ce qui m'a fait juger qu'on pouvoit faire un très-excellent lait coupé, qui pourroit être à l'avenir d'une grande utilité à plusieurs personnes foibles & delicates, & servir à plusieurs maladies particulierement à ceux qui ont besoin d'adoucir l'acrimonie des humeurs qui se glissent dans la masse du sang & autres parties, comme à la goûte ordinaire pour appaiser ses douleurs, de même que celles des rhumatismes, sciatiques où les acides se trouvent toûjours dominantes : ce Remede convient aussi aux maux de poitrines, faisant beaucoup cracher, adoucit la pituite, comme aussi la chaleur du foye, des reins, de la vessie, &c. Ce même Remede purge par les voyes des scelles & des urines en adoucissant & changeant les humeurs, enfin c'est un Baume balsamique qui peut même guérir les parties interieures des abcès & ulceres.

L'Expérience que j'en ai faite, c'est sur la Personne de M. le Baron de Viltinghoff, Conseiller d'Etat du Roi de Prusse, & Grand Guidon d'Empire, logé chez moi, qui a pris ces Eaux mineralles avec du lait comme il est expliqué ci-dessus, au mois d'Avril 1728. & il s'en est très-bien trouvé; ce Seigneur avoit un sang grossier & sec, sans humidité ne pouvant circuler que très-difficilement, les battemens des arthéres s'arrêtoient à tout moment, ayant aussi de grandes douleurs de tête & autres douleurs vagues tenant du rhumatisme, &c.

Seconde Expérience.

La premiere Expérience que j'ai fait touchant la maniére nouvelle de prendre les Eaux mineralles avec le lait, m'ayant si bien réüssi, cela m'a porté à continuer mon travail pour chercher quelque chose de plus; je n'ai pas perdu mon tems, puisque j'ai trouvé une maniere de prendre ces Eaux encore plus sûres, plus faciles, plus salutaires que la premiere quoique très-bonne.

J'ai pris une pinte de lait que j'ai fait boüillir dans une Casserolle, en le remüant sans cesser jusqu'à ce qu'il ait été reduit en bouillie bien épaisse & coagulée: j'ai pris ensuite une pinte d'Eau mineralle de la Fontaine que j'ai versée peu à peu sur cette matiere pour la bien désayer, ce qui étant fait, je l'ai passée dans un linge blanc. Il est resté dans ce linge une matiere de fromage, dont la liqueur qui en est sortie s'est trouvée blanche comme le lait, l'ayant goûtée je l'ai trouvée si douce que je l'aurois prise pour un lait d'amande, ou pour quelqu'autre liqueur des plus agréable : j'ai experimenté moi-méme ce Remede, & ayant pris ce Composé, il m'a fait faire dix selles & m'a fait aussi beaucoup uriner, l'un & l'autre sans aucune violence, car à peine me suis-je senti aller. M. le Baron dont j'ai parlé ci-devant use à present de ce Remede aussi-bien que les gens qui sont avec lui.

Je crois cette derniere méthode très-excellente pour toutes les personnes delicates, & très-bonne pour ceux qui ont la fiévre lente, pour les Phtiziques, pour les Asmatiques, pour les foibles poitrines pour adoucir le sang & toutes les humeurs acides, les cruditez, les aigreurs, & les chaleurs du foye, des reins, de la vessie & des entrailles, & pour quantité d'autres maladies où il est besoin d'adoucir & évacuer ; j'espere qu'on approuvera ces deux méthodes & qu'elles auront un bon succès.

Par raport à cette nouvelle découverte j'espere en donner dans la suite une plus ample explication, & marquer la quantité d'Eau & de lait qu'il conviendra mêler selon les maladies ou les temperamens. Il faut cependant observer que le lait d'ânesse est le meilleur, & qu'il faut auparavant faire boüillir le lait & en ôter la crême.

www.ingramcontent.com/pod-product-compliance
Ingram Content Group UK Ltd.
Pitfield, Milton Keynes, MK11 3LW, UK
UKHW021600260726
13993UKWH00002B/948

9 782329 260402